www.ingramcontent.com/pod-product-compliance
Lightning Source LLC
LaVergne TN
LVHW012118070526
838202LV00056B/5771
9783749708260